BEI GRIN MACHT SICH IHR WISSEN BEZAHLT

- Wir veröffentlichen Ihre Hausarbeit, Bachelor- und Masterarbeit

- Ihr eigenes eBook und Buch - weltweit in allen wichtigen Shops

- Verdienen Sie an jedem Verkauf

Jetzt bei www.GRIN.com hochladen und kostenlos publizieren

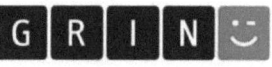

Konfliktmanagement für Krankenpfleger der Intensivmedizin

Michael Heinrich

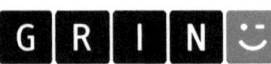

Bibliografische Information der Deutschen Nationalbibliothek:

Die Deutsche Nationalbibliothek verzeichnet diese Publikation in der Deutschen Nationalbibliografie; detaillierte bibliografische Daten sind im Internet über http://dnb.d-nb.de abrufbar.

ISBN: 9783346964021
Dieses Buch ist auch als E-Book erhältlich.

Druck und Bindung: Books on Demand GmbH, Norderstedt Germany
Gedruckt auf säurefreiem Papier aus verantwortungsvollen Quellen

Das vorliegende Werk wurde sorgfältig erarbeitet. Dennoch übernehmen Autoren und Verlag für die Richtigkeit von Angaben, Hinweisen, Links und Ratschlägen sowie eventuelle Druckfehler keine Haftung.

Das Buch bei GRIN: https://www.grin.com/document/1414660

Projektstudienarbeit

Konfliktmanagement

Planung und Durchführung einer Unterrichtseinheit im Rahmen der Fachweiterbildung
Intensiv- und Anästhesiepflege bei der Deutschen Gesellschaft für
Gesundheits- und Pflegewissenschaft mbH

Michael Heinrich, B. A.

M. A.

Jahrgang 2019/2021

Konfliktmanagement

Planung und Durchführung einer Unterrichtseinheit im Rahmen der Fachweiterbildung Intensiv- und Anästhesiepflege bei der Deutschen Gesellschaft für Gesundheits- und Pflegewissenschaft mbH

Verfasser/in:

Michael Heinrich, B. A.

Zeitraum der Projektstudienarbeit:

01.08.2020 bis 07.12.2020

Steinbeis-Hochschule Berlin

Inhaltsverzeichnis

Seite

Abkürzungen

DGGP	Deutschen Gesellschaft für Gesundheits- und Pflegewissenschaft
GFK	Gewaltfreie Kommunikation
INA19	Fachweiterbildungskurs Intensiv- und Anästhesiepflege Start 2019
PDL	Pflegedienstleitung

1   Hinführung

Pflegefachkräfte stehen im Berufsalltag sehr häufig im Austausch mit unterschiedlichen Menschen. Pflegende kommunizieren täglich mehrmals mit anderen Pflegenden, Klienten[1], Patienten, deren Angehörigen, aber auch Vorgesetzten und anderen Fachkräften des Gesundheitssystems (z. B. Krankenkassenmitarbeiter). Im ständigen kommunikativen Austausch mit Personen unterschiedlicher Professionen, die nicht-deckungsgleiche Meinungen vertreten oder Interessen verfolgen, ist eine professionelle zwischenmenschliche Interaktion unabdingbar. Durch diese unterschiedlichen, teilweise sogar gegensätzlichen Interessen oder Meinungen entstehen zwangsläufig Konflikte, die gelöst werden wollen (vgl. Loffing, Loffing 2014, S. 8). Häufig sind dabei die unterschiedlichen Interessen und Meinungsverschiedenheiten nicht das zentrale Problem, sondern der Umgang mit diesen Unstimmigkeiten, genauer das ‚Managen der Konflikte' (vgl. Fehlau 2019, S. 8).

Nach wie vor verbindet der überwiegende Teil der Gesellschaft mit dem Begriff ‚Konflikt' negative Assoziationen, dabei kann das Lösen eines Konfliktes nicht nur einen sinnvoll ausgehandelten Kompromiss zur Folge haben, der alle Teilnehmer zufrieden stellt, sondern auch eine ‚Win-Win-Situation' erzeugen, von der alle Beteiligten langfristig profitieren. Die Voraussetzung für das Lösen von Konflikten, Benennen von Problemen und Aufzeigen von Missständen ist eine adäquate, sachliche und professionelle Kommunikation im Rahmen eines erlernten und verinnerlichten Konfliktmanagements (vgl. Loffing, Loffing 2014, S. 8).

Die hier vorliegende Arbeit hat das Ziel, ein Unterrichtskonzept zum Thema Konfliktmanagement für Pflegefachkräfte aus dem Bereich der Intensivpflege und Anästhesie zu konzipieren. Im Zuge dessen wird zu Beginn die Fortbildungsstätte *Deutsche Gesellschaft für Gesundheits- und Pflegewissenschaft* vorgestellt, an der die o. g. Weiterbildung stattfindet. Im Anschluss wird die Fachweiterbildung *Intensiv- und Anästhesiepflege* beschrieben und in welcher Form, die hier dargestellte Unterrichtseinheit mit dem Schwerpunkt *Konfliktmanagement* geplant ist.

---

[1] Zur besseren Lesbarkeit wird für Personen und Gruppen die männliche Bezeichnung verwendet; Frauen, Männer und Diverse sind gleichermaßen angesprochen. Dies soll weder eine Geschlechtsdiskriminierung noch eine Verletzung des Gleichheitsgrundsatzes bedeuten.

Im nachfolgenden Teil wird das Tätigkeitsprofil sowie die Intensiv- und Anästhesiepflege als Solche beschrieben und anhand eines Beispiels erläutert, warum ein gelungenes Konfliktmanagement von großer Bedeutung ist. Darauf folgen theoretische Hintergründe des Konfliktmanagements und im abschließenden Teil wird das Unterrichtskonzept vorgestellt, wobei der Unterrichtsverlaufsplan als zentraler Punkt beschrieben wird.

Im nun folgenden Kapitel folgt eine kurze institutionelle Beschreibung des Anbieters (DGGP) der Fachweiterbildung *Intensiv- und Anästhesiepflege*.

2   Deutsche Gesellschaft für Gesundheits- und Pflegewissenschaft

Wie bereits erwähnt findet die Unterrichtseinheit *Konfliktmanagement* im Rahmen der Fachweiterbildung für Intensivpflege und Anästhesie an der Deutschen Gesellschaft für Gesundheits- und Pflegewissenschaft (DGGP) statt.

Die DGGP widmet sich der Bildung und Weiterqualifizierung für Pflege- und Gesundheitsberufe sowie der Entwicklung von Unternehmen im Gesundheitswesen. Der Hauptsitz der DGGP befindet sich in Kalkar, während der überwiegende Teil der Seminare in der Niederlassung in Essen-Kupferdreh durchgeführt wird.

Neben der Fachweiterbildung für Intensivpflege und Anästhesie werden im Bereich der Pflege weitere (Fach-)Weiterbildungen angeboten, dazu gehören unter anderem die Fachweiterbildung *Pflege in der Onkologie,* die Fachweiterbildung *psychiatrische Pflege,* die Weiterbildung *Pflegeexperte für Menschen mit Herzinsuffizienz* oder die Weiterbildung *Fachkraft für Geriatrie.* Neben den Weiterbildungen aus dem Bereich der Pflege bietet die DGGP auch Weiterbildungen aus den Bereichen der Pädagogik, des Sozialwesens oder des Managements im Sozial- und Gesundheitswesen an.

Die DGGP hat sich zum Ziel gesetzt im Rahmen der angebotenen Fort- und Weiterbildungen berufliche Praxis, wissenschaftliche Theorien und kreative Ideen zu verknüpfen. So haben die Teilnehmer auch die Möglichkeit erfolgreiche Weiterbildungsabschlüsse für universitäre Studiengänge (u. a. bei Kooperationspartnern wie der Steinbeis Hochschule) anerkennen zu lassen und so u. U. die Dauer des Studiums zu verkürzen (vgl. DGGP 2020a).

3   Fachweiterbildung Intensiv- und Anästhesiepflege

Die Fachweiterbildung *Intensiv- und Anästhesiepflege* schult die Teilnehmer (überwiegend ausgebildete Gesundheits- und Krankenpfleger) intensivpflegebedürftige Menschen in der Anästhesieabteilung umfassend und unter Berücksichtigung der psychischen, geistigen und physischen Bedürfnisse zu pflegen. Außerdem sollen die Teilnehmer in ihrer Rolle als Berater für Bezugspersonen wie z. B. Angehörige der Patienten gefördert werden. In diesem Rahmen spielt auch das hier beschriebene Konzept ,Konfliktmanagement' eine tragende Rolle.

Außerdem sind die Entwicklung und der Erhalt der Qualität in der Intensivpflege und Anästhesie zentrale Bestandteile der Weiterbildung. Spezielle Kenntnisse und Fertigkeiten werden vermittelt, um selbstständig Lösungswege für komplexe Situationen in der Intensivpflege und der pflegerischen Versorgung in der Anästhesie erarbeiten zu können.

Die Fachweiterbildung verfolgt einen patientenorientierten Ansatz und lehrt, erworbenes Fachwissen unter Zuhilfenahme verschiedener Lehrmethoden in pflegerische Handlungskompetenz umzusetzen. Die Blickrichtung der Teilnehmer wird darüber hinaus zur Gesunderhaltung und Gesundheitsförderung (Salutogenese) erweitert.

Die berufsbegleitende Fachweiterbildung dauert in der Regel zwei Jahre und umfasst 720 theoretische Stunden, die am Seminarstandort der DGGP in Essen-Kupferdreh stattfinden (vgl. DGGP 2020b).

4   Intensivpflege und Anästhesie

Eine gängige Definition lautet: „Intensivmedizin ist die Versorgung schwerst bis lebensbedrohliche erkrankte Patienten in speziellen Einrichtungen [...] mit einem über das sonstige Maß weit hinausgehenden medizinischen und pflegerischen Aufwand" (Larsen 1994, S. 501). Diese Definition umfasst jedoch nur die medizinischen und pflegerischen Aspekte und berücksichtigt nicht die zwischenmenschlichen Komponenten. An anderer Stelle wird die Definition weniger differenziert und allumfassender formuliert, was Raum für nicht-medizinische bzw. körperpflegerische Betreuung zulässt: „Intensivpflege umfasst die Sorge um kritisch kranke Menschen und deren Angehörige" (Bartoszek et. al. 2004, S. 285).

Als kritisch Kranke werden Menschen bezeichnet, die sich in lebensbedrohlichen bzw. existenziellen Krisen befinden, welche oft mit Störungen der vitalen Funktionen einhergehen. Es bedarf einer spezifischen medizinischen Ausstattung und ausgebildetes intensivpflegerisches Personal, um eine kontinuierliche und adäquate Versorgung von kritisch kranken Menschen sicher zu stellen. Dabei erstrecken sich die Handlungsfelder der Intensivpflege über die Intensivstationen hinaus auch auf andere Stationen und schließen sogar die Pflege im häuslichen Bereich mit ein.

Auf Intensivstationen müssen sich kritisch kranke Menschen in lebensbedrohlichen Zuständen fremden Menschen in einer stark technisierten Umgebung anvertrauen. Auch aus diesem Grund benötigen kritisch kranke Menschen im intensivmedizinischen Kontext neben der physischen bzw. medizinischen Versorgung auch emotionale, psychische, spirituelle und geistige Unterstützung. Diese psychische Unterstützung muss unter Einbeziehung der sozialen und kulturellen Hintergründe der Patienten stattfinden und verlangt dem Intensivpflegepersonal ein hohes Maß an Sozialkompetenz ab. Darüber hinaus beeinflusst die Kommunikation bzw. ein gelungener Dialog zwischen Patienten, Angehörigen und den an der Pflege beteiligten Personen den Heilungsprozess der kritisch kranken Menschen (vgl. ebd., S. 284ff.). Daher beinhaltet die Fachweiterbildung für Intensivpflege und Anästhesie neben den medizinischen und pflegerischen Inhalten auch soziale, psychologische und kommunikative Schwerpunkte, was u. A. im folgenden Subkapitel beschrieben wird.

4.1   Anästhesie

„Anästhesiologie ist die Lehre von der Narkose" (Larsen 1994, S. 3). Als Narkose wird der Zustand beschrieben, in welchem chirurgische, diagnostische oder therapeutische Eingriffe ohne Abwehrreaktionen und Schmerzempfindungen durchführbar sind. Die Anästhesie (deutsch: Empfindungslosigkeit) ist gekennzeichnet durch die ‚Ausschaltung' von Bewusstsein, Wahrnehmung von Schmerzen und motorischer Abwehrmechanismen auf chirurgische Stimulationen (vgl. ebd.).

Eine Anästhesie wird durch betäubende Subtanzen, die sogenannten Anästhetika, erreicht, welche das zentrale Nervensystem dämpfen, was dazu führt, dass verschiedene Funktionen (insb. im Gehirn) eingeschränkt werden (vgl. ebd., S. 3f.). Der Einsatz von Substanzen, die im Rahmen einer Anästhesie eingesetzt werden, ist mit Risiken verbunden, die zu schweren neurologischen Schäden und in sehr seltenen Fällen zum Tode führen können (vgl. Liu 1996, S. 9). Allerdings liegt die anästhesieassoziierte Sterblichkeit in den Industrieländern aktuell nur bei 0,00073 – 0,00082% (vgl. Boehm 2019, S. 488). Nichtsdestotrotz führen die Risiken bei einigen Patienten, die sich einer Anästhesie (z. B. im Rahmen eines operativen Eingriffs) unterziehen müssen, für Unbehagen. Dem medizinischen oder pflegerischen Personal wird geraten, diesen Menschen die

Angst zu nehmen, indem man beispielweise die geringe Wahrscheinlichkeit von Komplikationen im Rahmen einer Narkose mit Statistiken veranschaulicht (vgl. Liu 1996, S. 9).
Der professionelle Umgang mit den Ängsten der zu operierenden Patienten und deren
Angehörigen, zeigt wie wichtig der Erwerb von Sozialkompetenzen (wie z. B. Fähigkei-
ten des Konfliktmanagements) angehender Pflegefachkräfte auf Intensivstation ist. Im
folgenden Kapitel werden theoretische Hintergründe des Konfliktmanagements beschrieben, beginnend mit Herkunft und Bedeutung der entsprechenden Begrifflichkeiten.

5 Konflikte

Konflikte haben in der Gesellschaft einen negativen Stellenwert und so findet in vielen
Bereichen des beruflichen Alltags eine Vermeidung von Konflikten bzw. Auseinandersetzung statt. Dabei sind Konflikte im gesellschaftlichen Zusammenleben, insbesondere
im beruflichen Umfeld, unvermeidbar und nützlich. Im Rahmen eines professionellen
Konfliktmanagements bieten sich Möglichkeiten, Auseinandersetzungen erfolgreich und
zufriedenstellend für alle Beteiligten zu gestalten und somit fortwährend die eigene So-
zialkompetenz zu steigern (vgl. Loffing, Loffing 2014, S. 8f.).

Um der negativen Konnotation des Begriffs ‚Konflikt' entgegen zu wirken, findet an dieser
Stelle eine grundliegende Klärung des Begriffes statt. Das Wort *Konflikt* stammt vom
lateinischen Wort *confligere*, was mit dem deutschen Begriff *zusammentreffen oder das
Zusammenstoßen* übersetzt werden kann (vgl. Crisand 2010, S. 11). Das Wort *Zusam-
mentreffen* ist in der Regel positiv behaftet, so löst beispielsweise der Gedanke an ein
Zusammentreffen von Freunden positive Gefühle aus.

Es gibt mehrere Definitionen des Begriffs, wobei eine verbreitete Definition wie folgt lautet: „Ein Konflikt liegt dann vor, wenn zwei Elemente gleichzeitig gegensätzlich oder un-
vereinbar sind" (Berkel 2017, S. 11). Diese Definition ist sehr allgemeingültig und be-
trachtet die Begrifflichkeit auf einer – für das Thema Konfliktmanagement – ungreifbaren
Metaebene. Um die Definition genauer auf die hier vorliegende Thematik zuzuschnei-
den, wird der Begriff als ‚Sozialer Konflikt' eingegrenzt. Der populäre und oft zitierte Kon-
fliktforscher Friedrich Glasl definierte diesen Begriff wie folgt: „Ein sozialer Konflikt ist
eine Interaktion zwischen Aktoren (Individuen, Gruppen, Organisationen usw.), wobei
wenigstens ein Aktor eine Differenz bzw. Unvereinbarkeiten im Wahrnehmen, Denken
[…] Fühlen und […] Wollen mit dem anderen Aktor (den anderen Aktoren) […] erlebt"
(Glasl 2013, S. 17).

Des Weiteren lassen sich diese sogenannten Sozialen Konflikte grob in drei verschiedene Formen unterteilen, die im Folgenden beschrieben werden.

5.1   Intrapersonelle Konflikte

Seelische oder innere persönliche Konflikte bzw. intrapersonelle Konflikte trägt jedes Individuum mit sich selbst aus, daher werden sie streng genommen nicht als *soziale* Konflikte bezeichnet. Ein passendes Beispiel sind die sogenannten *Gewissenskonflikte*, die stattfinden, wenn ein Mensch eine (wichtige) Entscheidung treffen muss, sich aber nicht umgehend für eine der zur Verfügung stehenden Lösungen entscheiden kann oder will. Dabei spielen unterschiedliche innere Interessen eine Rolle – das Abwägen zwischen verschiedenen Antreibern wie z. B. der Vernunft und dem Gefühl der Lust (vgl. Fehlau 2019, S. 9). So kann beispielsweise die eigene Entscheidung für oder gegen einen Urlaub zu einem intrapersonellen Konflikt werden, weil dieser Urlaub die persönlichen finanziellen Umstände massiv beansprucht und somit das Wahrnehmen dieses Urlaubs finanziell unvernünftig wäre. Demgegenüber steht die Lust bzw. das Verlangen sich den Urlaub ‚einfach mal zu gönnen'.

5.2   Interpersonelle Konflikte

Kommt es zu Unstimmigkeiten, Meinungsverschiedenheiten oder Interessenkonflikten zweier oder mehrerer Personen, spricht man von interpersonellen Konflikten (vgl. Fehlau 2019, S. 9). Interpersonelle Konflikte sind häufig emotional aufgeladen, weil die Akteure unterschiedliche Bewältigungsstrategien nutzen, um Konflikte zu lösen. Zudem werden die Akteure in ihrer Routine durch Widerstände gestört, müssen sich neuen Anforderungen stellen, mit anderen Akteuren Lösungsstrategien vereinbaren und Kompromissbereitschaft signalisieren (vgl. Berkel. 2017, S. 18ff.).

Interpersonelle Konflikte können jedoch auch durch intrapersonelle bzw. innere seelische Konflikte ausgelöst werden, indem z. B. unzufriedene Mitarbeiter andere Akteure (Kollegen) für ihren persönlichen Gemütszustand verantwortlich machen (vgl. Fehlau 2019, S. 9).

5.3   Konflikte zwischen Gruppen

Eine seltene Form von Konflikten, insbesondere im Alltag von Pflegepersonal sind Konflikte zwischen Gruppen, die in erster Linie aus unternehmerischer Sicht eine Rolle spielen und daher nur der Vollständigkeit halber hier ausgeführt werden. Gruppenkonflikte ergeben sich aus grundlegenden veränderten Arbeitsbedingungen wie z. B. der Umzug in neue Büroräume oder der Wechsel des Führungspersonals (vgl. Fehlau 2019, S. 9).

6   Konfliktinhalte

Wie beschrieben können Konflikte innerlich (intrapersonelle), zwischen einzelnen Personen (interpersonell) oder auch zwischen Gruppen (Intergruppenkonflikt) stattfinden, allerdings ist keine klare Priorisierung bzw. Hierarchie auffällig. Ein intrapersoneller Konflikt kann größeren Einfluss auf das Individuum ausüben als ein Konflikt mit einer anderen Person oder umgekehrt.

Unterschiedliche Wichtigkeiten und Hierarchien sind jedoch bei den (sachlichen) Inhalten der Konflikte zu beobachten. Konfliktinhalte bzw. deren Ebenen spielen eine entscheidende Rolle zum Lösen von Konflikten, auch wenn den persönlichen Beziehungen und Bedürfnissen der Konfliktteilnehmern ein größerer Stellenwert zugesprochen wird, wie das in folgenden Kapiteln noch detaillierter beschrieben ist. Zunächst werden jedoch die wichtigsten Konfliktinhalte bzw. -typen, die auch im Alltag von Pflegefachkräften häufig vorkommen, beschrieben (vgl. Loffing, Loffing 2014, S. 20).

6.1   Ziel- und Wertekonflikte

Ein Zielkonflikt besteht, wenn zwei oder mehrere Akteure unterschiedliche bzw. gegensätzliche Zielvorstellungen haben. Häufige Ursachen für Zielkonflikte sind Mängel in der Kommunikation (unprofessionelle Absprachen) oder Koordination. Zielkonflikte sind gleichzusetzen mit Wertekonflikten, die bestehen, wenn Ziele oder Vorsätze aufgrund unterschiedlicher Wertevorstellungen nicht übereinstimmen.

Bei unterschiedlichen oder gegensätzlichen Wertevorstellungen fällt es dem Gegenüber häufig sehr schwer, die konträren Vorstellungen nachzuvollziehen. Zielkonflikte kommen im pflegerischen bzw. medizinischen Kontext oft im Zusammenhang mit Finanzen zustande. Wenn beispielsweise die PDL über ein begrenztes Budget verfügt und dieses nutzt um Expertenstandards zu optimieren, während die übrigen Mitarbeiter Investitionen zur Verbesserung des Stressmanagements priorisieren (vgl. Loffing, Loffing 2014, S. 21). Wenn solche grundsätzlichen Ansichten (Prioritäten) nicht im Vorhinein thematisiert wurden und die PDL das Budget schon verteilt hat, ist der Konflikt vorerst nicht lösbar. Dieses Beispiel zeigt auf, wie wichtig professionelle Kommunikation zur Lösung von Konflikten ist.

6.2   Methodenkonflikte

Erst wenn Einigkeit über die Ziel- bzw. Wertevorstellung besteht, kann eine Methode bzw. Herangehensweise zum Erreichen des gemeinsamen Ziels eruiert werden (vgl. Loffing, Loffing 2014, S. 21). Hierdurch wird deutlich, dass eine gewisse Abfolge bzw. Wertigkeit zwischen den Inhalten von Konflikten besteht: Ohne ein vorher formuliertes

Ziel (oder wenn dieses nicht ausreichend kommunikativ geklärt wurde) ist keine methodische Vereinbarung möglich.

Bei der Klärung der Methoden muss berücksichtigt werden, dass jede Person über ein individuelles Methodenrepertoire verfügt und unterschiedliche Erfahrungen sammelte, wobei positive Erfahrungen einer Methode dazu verleiten diese Methoden zu favorisieren (vgl. ebd.). Ein Beispiel aus dem Alltag von Pflegefachkräfte könnte u. A. die Entwöhnung eines Patienten von einem Beatmungsgerät sein. Hier könnte Uneinigkeit darüber bestehen wie schnell Patienten von der Beatmung entwöhnt werden oder mit welchem Druck die Entwöhnung durchgeführt wird.

6.3   Verteilungskonflikte

Bei der Verteilung von Ressourcen wie Geld, Personal, Zeit, Gegenständen oder Räumlichkeiten können Konflikte entstehen, sollten sich Akteure benachteiligt fühlen (vgl. Loffing, Loffing 2014, S. 21). Ein klassisches Beispiel aus dem Pflegealltag ist die Kritik am aktuellen Personalschlüssel oder die Forderung von Anschaffungen neuer Gerätschaften. Häufig klagen Mitarbeiter darüber, dass für moderne und notwendige Geräte kein Budget zur Verfügung steht und die Patienten unter diesen ‚Sparmaßnahmen' leiden müssen. Ein anderes Beispiel wäre die Verteilung der Frei- bzw. Arbeitszeit, bei der Konflikte zwischen Mitarbeitern entstehen können, dazu zählt auch die Planung der Urlaubszeiten oder Ähnliches (vgl. ebd.).

6.4   Beziehungskonflikte

Beziehungskonflikte tarnen sich häufig im Deckmantel anderer Konflikttypen und sind schwer zu definieren. Diese Konflikte basieren überwiegend aufgrund von Sympathien oder Antipathie zwischen den Akteuren, wobei das Konfliktthema in den Hintergrund gerät und von persönlichen Befindlichkeiten überschattet wird (vgl. Loffing, Loffing 2014, S. 21). Beziehungskonflikte sind für Außenstehende, ob ihrer Individualität, nur schwer zu erkennen und können großen Einfluss auf die Gesamtharmonie und Produktivität der Station oder des ganzen Unternehmens nehmen. Wenn Beziehungskonflikte ungeklärt bleiben, sich infolgedessen verhärten oder eskalieren, kann aus diesen Konflikten Mobbing am Arbeitsplatz entstehen (vgl. Fehlau 2019, S. 142-145).

Beziehungskonflikte entstehen oft durch unterschiedliche individuelle Kommunikationsstile, wenn beispielsweise Akteure ‚flapsige Bemerkungen machen' und Kollegen sprichwörtlich 'auf den Arm nehmen', um den Klinikalltag etwas ‚aufzulockern', sich der andere Konfliktpartner jedoch persönlich angegriffen fühlt und dieses wiederum nicht benennt. Auf diese Weise können u. U. stark ausgeprägte Beziehungskonflikte entstehen, deren Hintergründe sich für Außenstehende nur noch schwer erschließen lassen (vgl. Loffing,

Loffing 2014, S. 21). Mit diesem Beispiel wird bereits eine häufige Ursache misslungener Konfliktbewältigung beschrieben, die im folgenden Kapitel detaillierter erläutert wird.

7   Konfliktursachen

Die häufigste Ursache für einen problematischen und scheinbar nicht lösbaren Konflikt ist unzureichende Kommunikation. So tauschen sich Teilnehmer einer Organisation oder Mitarbeiter eines Unternehmens bzw. Teams nicht oder nur ansatzweise über ihre Einsatzbereitschaft und Motivation aus. Somit wird keine gemeinsame Zielvereinbarung kommuniziert, was zu hohen Frustrationen führen kann (vgl. Fehlau 2019, S. 11f.). Außerdem können durch mangelhafte Kommunikation Botschaften, Apelle, sachliche Hinweise oder Informationen zur Beziehungsebene falsch gesendet oder empfangen werden. Darüber hinaus sind sich Konfliktteilnehmer oft weniger uneinig in der Sache als Solche (dem Streitthema), sondern tragen z. B. über einen Sachverhalt einen Machtkampf aus, der auf anderen Hintergründen fußt (vgl. Loffing, Loffing 2014, S. 22).

Weitere Konfliktursachen können Abhängigkeitsverhältnisse, das Empfinden ungerecht behandelt zu werden oder unzureichende Kritik- bzw. Feedbackkultur sein. Daraus geht hervor wie wichtig eine sachliche und wertfreie Kommunikation ist und wie diese über den erfolgreichen Verlauf eines Konfliktes entscheidet. Neben der Art wie man kommuniziert sind auch die Rollen bzw. die Beziehungen der Konfliktpartner[2] entscheidend.

Aus diesen Gründen ist ein Überblick über die Beziehungen und die Art der Kommunikation zwischen den Akteuren meist von größerer Wichtigkeit als das eigentliche Konfliktthema (vgl. ebd., S. 22f.). Wie Kommunikation zwischen Akteuren (ob als Mediator, Schlichter oder Akteur) verbessert werden kann, wird in den folgenden Kapiteln genauer erläutert.

8   Konstruktive Konfliktgespräche

Konflikte müssen besprochen werden und sollten nicht totgeschwiegen werden, denn Konflikte sind bildlich gesprochen wie lodernde Brände, die langsam größer werden, wenn sie nicht gelöscht werden. Nicht jeder Konflikt lässt sich immer lösen, aber ein Konflikt sollte immer thematisiert werden, auch um das Gefühl zu haben nach einer Lösung gesucht zu haben und für den nächsten Konflikt gewappnet zu sein.

---

[2] Umgangssprachlich steht der Begriff *Konfliktpartner* für einen Verbündeten. Hier ist der oppositionelle Konfliktakteur gemeint. Das Ziel ist eine partnerschaftliche Lösung des Konfliktes.

Die Art und Weise wie man Konfliktgespräche führt, ist ein sehr entscheidender Faktor für den Ausgang solcher Gespräche, die oft emotional aufgeladen sind. Dabei ist es wichtig vor Beginn eines Konfliktgesprächs die eigene Lösungsbereitschaft zu überprüfen und sich zu notieren, welche Kompromisse möglich wären oder drastisch formuliert: welche Opfer gebracht werden könnten, um eine Lösung zu erzielen, die alle Konfliktpartner zu ‚Gewinnern des Konfliktes' macht. Durch diese innerliche Vorbereitung kann der Akteur bereits zu Beginn des Gesprächs ein positives Signal bzw. die Bereitschaft zur Lösung des Konfliktes senden (vgl. Loffing, Loffing 2014, S. 10).

Um ein Konfliktgespräch erfolgreich führen zu können, sind die in den folgenden Kapiteln genannten Methoden, Techniken und Grundlagen von essentieller Bedeutung.

8.1   Kongruenz

Ein probates und populäres Instrument kommunikativer Konfliktlösungen ist die *klientenzentrierte Gesprächsführung* nach Carl Rogers, die auf 3 wesentlichen Grundhaltungen basiert. Diese Grundhaltungen sind *Kongruenz*, *Empathie* und *Akzeptanz* und werden als zentrale Elemente im Rahmen der hier vorliegenden Unterrichtseinheit beschrieben. Kongruenz meint in diesem Zusammenhang ein authentisches, echtes und aufrichtiges Agieren bzw. Reagieren ohne sich ‚zu verstellen'. Die Grundvoraussetzung dafür ist eine grundlegende Ehrlichkeit sich selbst gegenüber. Konfliktakteure sollten sich stets kongruent zu ihren Rollen, Meinungen und Interessen verhalten, selbst wenn es zur Lösung eines Konfliktes nicht förderlich scheint. Die eigene Rolle und Position sollte also klar und ehrlich vertreten werden. Insbesondere bei starken Abweichungen der jeweiligen Meinungen oder Interessen sollten die Akteure eindeutig und offen zu ihrer Position stehen, da das Gegenüber nicht kongruentes Verhalten identifiziert und somit den Konfliktpartner als unehrlich, verschlagen oder hinterlistig wahrnimmt. Unehrliches bzw. inkongruente Kommunikation wirkt sich nicht förderlich zur Konfliktlösung aus und verhärtet u. U. die Positionen und lähmt die Kompromissbereitschaft der Beteiligten (vgl. Rogers 2015, S.64ff.). Dementsprechend sollten Pflegefachkräfte – losgelöst von der eigenen Rolle oder der des Konfliktpartners – gegenüber Patienten, deren Angehörigen und eigenen Kollegen kongruent in ihrem Auftreten sein. Dazu zählt unter anderem, dass verbale und nonverbale Äußerungen übereinstimmen, weil inkongruente (nicht übereinstimmende) Signale zwischen Sprache und Mimik, Gestik oder Körperhaltung dazu führen, dass sich das Gegenüber missverstanden fühlt. Ein kongruentes Auftreten ist die Basis für ein konstruktives Konfliktgespräch und führt dazu, dass ein Vertrauen zum Gegenüber aufgebaut werden kann. Außerdem erzeugt kongruente Kommunikation die Bereitschaft zur Ehrlichkeit der Gesprächspartner. Im Rahmen dieser Echtheit dürfen auch starke Emotionen (sprichwörtlich ‚wahre Gefühle') gezeigt werden (vgl. Loffing, Loffing 2014, S. 12f.).

8.2 Akzeptanz und Wertschätzung

Durch gelebte Akzeptanz und Wertschätzung respektieren Konfliktpartner die Empfindungen, Gefühle, Äußerungen und Meinungen des Gegenübers. Um trotzdem kongruent zu bleiben, sollten Äußerungen des Gesprächspartners nicht gewertet oder interpretiert werden. Durch aufrichtige Wertschätzung einer konträren Meinung läuft der Zuhörer nicht Gefahr die Meinung seines Gegenübers zu bagatellisieren. Dabei ist darauf zu achten sich nicht zu verstellen und den eigenen Interessen und Meinungen treu zu bleiben (vgl. Loffing, Loffing 2014, S. 14f.). Authentische und bedingungslose Wertschätzung des Gegenübers bei gegensätzlichen Interessen ist durch ein generelles Interesse am Konfliktpartner umsetzbar und lernbar. Ein generelles Interesse und das Vermeiden von vorschnellen Rückschlüssen (Vorurteilen) fördert die eigene Empathie, die im folgenden Kapitel beschrieben wird (vgl. Brearly, Birchley 1995, S. 6).

8.3 Empathie

Empathie bzw. Einfühlungsvermögen ist die Fähigkeit Emotionen eines anderen Lebewesens nachzuempfinden. Empathie differenziert sich von der ‚Gefühlsansteckung' durch den Erhalt der eigenen Rolle bzw. Perspektive (vgl. Altmann 2014, S. 447).

Das Wahrnehmen und Akzeptieren von Gefühlen eines Konfliktpartners hat eine versöhnliche Wirkung, da sich der Gesprächspartner wertgeschätzt und verstanden fühlt – dabei genügt u. U. schon das Bemühen die Gefühle des Anderen wahrzunehmen. Durch empathische Verhaltensweisen werden zudem die eigenen Emotionen (teilweise) ausgeblendet, was eine sachlichere Bewertung der Konfliktsituation zulässt.

Empathie ist erlernbar und lässt sich steigern. Umso empathischer ein Mensch ist, desto besser und schneller kann er sich in die Gefühlswelt seines Gegenübers hineinversetzen und dessen Emotionen spiegeln (vgl. Loffing, Loffing 2014, S. 13f.). Ein nützliches und bewährtes Instrument zum Spiegeln der Gefühle anderer ist das Aktive Zuhören, das im folgenden Kapitel beschrieben wird.

8.4 Aktives Zuhören

Beim *Aktiven Zuhören* spiegelt der Zuhörer dem Erzähler in Abständen wider, was er im Laufe der Erzählung gehört bzw. verstanden hat. Dadurch solidarisiert sich der Zuhörer und wird zum Gesprächspartner, dem der Erzähler seine Sichtweise offenbart. Der Zuhörer versucht die Darstellung des Erzählers wertfrei nachzuvollziehen ohne dabei zwangsläufig den Standpunkt des Erzählers zu übernehmen. Der Zuhörer verhält sich durch aktives Zuhören offen gegenüber den Gefühlen und Gedanken des Erzählers. Die Haltung des aktiven Zuhörers symbolisiert dem Erzähler und anderen Beteiligten, dass der Erzähler ernst genommen und respektiert wird (vgl. Tietze 2003, S. 239).

Der aktive Zuhörer verfolgt aufmerksam und verständnisvoll die Erzählung des Konfliktpartners und signalisiert dies durch eine zugewandte Körperhaltung, Gestik und direkten Blickkontakt. Durch gelegentliche verbale Signale (‚Hm‘, ‚aha‘, ‚Ja‘, ‚ok‘) – sogenannte ‚Telefongeräusche‘ auch bekannt als ‚soziales Grunzen‘ – unterstreicht der aktive Zuhörer seine Aufmerksamkeit und signalisiert dem Gegenüber, dass er der Erzählung aufmerksam und interessiert folgt.

Durch gelegentliches Paraphrasieren wiederholt der Zuhörer in eigenen Worten das bisher Geschilderte, wobei die Paraphrasen des Zuhörers neutral formuliert werden sollten (vgl. ebd.). Nimmt der Zuhörer Emotionen des Erzählers wahr, kann er diese spiegeln bzw. sich durch Fragen rückversichern: ‚Du bist darüber sehr traurig? ‘ oder ‚Das macht dich wütend, richtig?‘.

Aktives Zuhören schafft eine vertrauensvolle Gesprächsatmosphäre, in der sich der Erzähler wohl und verstanden fühlt. Aktives Zuhören sollte ‚behutsam‘ eingesetzt werden, da der Zuhörer Gefahr läuft nicht authentisch zu wirken, wenn beispielsweise die Paraphrasen redundant wirken (vgl. Risto 2005, S. 97). Aktives Zuhören kann bereits zur ersten Klärung von Konflikten führen oder deeskalierend wirken. Darüber hinaus hilft der aktive Zuhörer seinem Gegenüber die eigenen Gedanken und Gefühle zu ordnen und Stress abzubauen (vgl. Tietze 2003, S. 240).

Aktives Zuhören ist eine leicht zu erklärende und schnell umsetzbare Technik, um die eigene Kommunikation zur Klärung von Konflikten zu optimieren. Außerdem kann aktives Zuhören durch Beispiele aus der Berufspraxis und in Rollenspielen veranschaulicht und gelehrt werden und wird daher zu Beginn der hier beschriebenen Unterrichtseinheit vermittelt. Allerdings benötigt es viel Übung und Selbstreflexion, um diese Technik in der eigenen Kommunikation zu etablieren bzw. zu manifestieren.

8.5   Ich-Botschaften

Das Aktive Zuhören funktioniert sehr gut in Wechselwirkung bzw. Kombination mit sogenannten Ich-Botschaften, die von den jeweiligen Akteuren bzw. Sendern ausgehen. Ich-Botschaften beginnen oft mit dem Personalpronomen *Ich* oder die eigene Person steht klar im Zentrum der Aussage. Ich-Botschaften sind neutrale Aussagen, mit denen der Sprecher ausschließlich etwas über sich selbst aussagt. Wichtig ist, dass diese selbstoffenbarenden Aussagen frei von Schuldzuweisungen sind. Diese neutralen Aussagen beinhalten in der Regel Information über das eigene Befinden oder zeigen Auswirkungen von Handlungen anderer Akteure auf (vgl. Gorden, Edwards 1997, S. 152ff.). So könnte man zum Beispiel formulieren: ‚Diese Handlung löst in mir Unbehagen aus. ‘, oder ‚ich fühle mich in der Situation unwohl…‘.

Das Gegenteil von Ich-Botschaften sind die sogenannten Du-Botschaften, die sich direkt an den Konfliktpartner wenden und diesen kritisieren. Studien haben belegt, dass Du-Botschaften wesentlich öfter zu Eskalationen führen als der Einsatz von Ich-Botschaften (vgl. Engelkamp 1980, S. 468f.).

8.6   Gewaltfreie Kommunikation

Rogers Grundhaltungen: Kongruenz, Akzeptanz/Wertschätzung und Empathie sowie die Methode *Aktives Zuhören* (welche sich diesen Grundhaltungen bedient) sind auch wesentliche Inhalte der *Gewaltfreien Kommunikation* nach Marschall Rosenberg, der als Schüler von Carl Rogers dessen Grundsätze optimierte (vgl. Rosenberg 2013, S. 21). Rosenberg, der sich u. a. auf Mahatma Gandhi berief, definierte Gewaltfreie Kommunikation (kurz: GFK) als „Zugang […] zum Sprechen und Zuhören, der uns dazu führt, von Herzen zu geben, indem wir mit uns selbst und mit anderen auf eine Weise in Kontakt kommen, die unser natürliches Einfühlungsvermögen zum Ausdruck bringt" (Rosenberg 2013, S. 21). Demzufolge stellt GFK die Empathie in den Mittelpunkt von Konfliktlösungen und bezieht sich dabei auf die Perspektive des Einzelnen. Die GFK beschreibt darüber hinaus, dass zur Lösung von Konflikten die Achtung der eigenen Bedürfnisse (die Selbstempathie) von enormer Wichtigkeit ist und zum Lösen von Konflikten nicht zwangsläufig jeder Akteur die Techniken und Ansätze beherrschen müsse. Rosenberg beschreibt außerdem, dass zum Lösen von Konflikten nicht nur die Klärung der Ziele bzw. Lösungsansätze thematisiert, sondern vor allem die Bedürfnisse des Einzelnen oder der Gruppe ermittelt werden. Zur Überwindung von Emotionen wie Wut, Angst und Ablehnung schuf Rosenberg ein Vier-Stufen Modell, welches den Prozess der GFK erleichtern soll (vgl. Rosenberg 2013, S. 22ff.). Im Rahmen der GFK berücksichtigen Akteure vier wesentliche Schritte, die in den folgenden Subkapiteln beschrieben werden.

8.6.1   Beobachten

Zu Beginn wird eine (konfliktbehaftete) Situation sehr aufmerksam beobachtet. Der Akteur hört genau auf das Gesagte und achtet auf Reaktionen, Gestik, Mimik und Aktionen anderer Konfliktpartner. Die Analyse dieser Beobachtungen hat in der GFK eine zentrale Funktion und dient als Grundlage zur Übermittlung der eigenen Beobachtungen (vgl. Rosenberg 2013, S. 25). Die Kunst, so Rosenberg, besteht darin die Beobachtungen dem Konfliktpartner „ohne Beurteilung oder Bewertung mitzuteilen – einfach zu beschreiben was jemand macht, und daß [sic!] wir es entweder mögen oder nicht" (ebd.).

Geäußerte Beobachtungen müssen daher absolut wertfrei formuliert werden. Der Konfliktpartner muss zu Beginn des Austauschs verstehen was sein Gegenüber wahrnimmt und durch die wertfreie Äußerung aufnahmefähig bleiben. Werden die Konfliktpartner schon zum Gesprächseinstieg mit Bewertungen bzw. Kritik konfrontiert, verringert man die Wahrscheinlichkeit die Beobachtungen auszutauschen. Das Gegenüber könnte durch eine Bewertung emotional reagieren und ist ggf. nicht mehr in der Lage die Informationen des Gegenübers sachlich aufzunehmen (vgl. ebd., S. 45). Das Trennen von Beobachtungen und Bewertungen ist eine große Herausforderung und bedarf viel Übung und Reflexionsvermögen. Rosenberg nennt das Beobachten ohne zu bewerten die höchste Form menschlicher Intelligenz (vgl. ebd., S. 48).

8.6.2　Gefühl

Nach der wertfreien Beobachtung werden die entsprechenden eigenen Gefühle geäußert – fühlt sich der Beobachter verletzt, irritiert, erschrocken, froh, amüsiert oder motiviert (vgl. Rosenberg 2013, S. 25).

Das Unterdrücken emotioneller Äußerung ist aus Angst vor eventuellen Konsequenzen weit verbreitet. Die Sorge verletzlich zu wirken hemmt die Akteure ihre eigenen Empfindungen offenkundig und ehrlich zu benennen. Dadurch wirkt das Mitteilen der eigenen Gefühle nicht authentisch, ungeübt und undifferenziert. An erster Stelle sollten sich die Akteure über die eigenen Gefühle bewusstwerden und diese klar definieren, in Worte fassen ohne die Gefühle auszusprechen. Durch das Erweitern des emotionalen Wortschatzes, welcher ermöglicht die eigenen Gefühle eindeutig und genau zu beschreiben, fällt es leichter mit anderen Akteuren in Kontakt zu treten und sich emotional zu äußern. Die GFK differenziert zwischen dem tatsächlichen Benennen von Gefühlen und Emotionen und Aussagen, die lediglich Gedanken oder Meinungen oder Interpretationen beschreiben (vgl. ebd., S. 57-65). Rosenberg stellt zwei Listen von Wörtern zur Verfügung, die diesen beiden Kategorien entsprechen, außerdem eine Übung zur klaren Kommunikation von Gefühlen, die Inhalt der hier beschriebenen Unterrichtseinheit sein wird.

8.6.3　Bedürfnis

„Urteile über andere [Akteure] sind entfremdete Äußerungen unserer eigenen, unerfüllten Bedürfnisse" (Rosenberg 2013, S. 73). Aus der Angst vor Konsequenzen neigen Konfliktpartner dazu, andere Akteure zu bewerten, statt die eigenen Wünsche und Bedürfnisse offen und ehrlich zu kommunizieren. Der oppositionelle Akteur nimmt die Bewertung als persönliche Kritik wahr, reagiert unverständlich und verfällt in eine Verteidigungshaltung, welche das Wahrnehmen der Bedürfnisse des Gegenübers massiv erschwert. Aus diesem Grund ist das klare, ehrliche und direkte Äußern der eigenen

Bedürfnisse, ohne Andere zu bewerten, essenzieller Bestandteil konstruktiver Konflikt-gespräche (vgl. ebd., S. 81).

Diese dritte Komponente der GFK beschreibt das Erkennen und Akzeptieren der eige-nen Bedürfnisse und ermutigt dazu diese auszusprechen. Außerdem stellt Rosenberg klar, dass niemand für die Bedürfnisse des anderen zuständig ist. Jeder ist für seine eigenen Bedürfnisse zuständig, wobei diese niemals auf Kosten anderer verwirklicht werden sollten (vgl. ebd.). Um diese Komponente der GFK im Unterricht zu beschreiben wird der Dozent das Eingangszitat des Kapitels und das folgende mit den Pflegefach-kräften erörtern: „Je direkter wir unsere Gefühle mit unseren Bedürfnissen in Verbindung bringen können, desto leichter ist es für andere, einfühlsam zu reagieren" (ebd.).

8.6.4 Bitte

Die letzte Komponente der GFK ist das Formulieren einer Bitte. Es ist sehr wichtig eine Bitte immer positiv zu formulieren. Als Beispiel: Wenn man um Ruhe bitten möchte, fragt man: ‚Können Sie bitte etwas leiser sein?' statt zu sagen: ‚Seien Sie bitte nicht so laut!'. Was banal klingen mag, hat eine große Wirkung auf die Folge der Bitte, weil positiv formulierte Bitten eine klare Handlungsempfehlung aufzeigen, wohingegen negativ for-mulierte Bitten, lediglich fordern was das Gegenüber unterlassen soll und keine Alterna-tive anbieten. Negativ formulierte Bitten sorgen für Irritationen und rufen bei den Emp-fängern Widerstände hervor (vgl. Rosenberg 2013, S. 89f.). Neben der positiven Formulierung ist es wichtig eine Bitte sehr genau und detailliert zu formulieren. Genau formulierte Bitten vereinfachen einem Wunsch nachzukommen und decken sich genauer mit den Bedürfnissen des Senders. Nachdem eine Bitte geäußert wurde, sollten Ver-ständnisfragen zur Klärung genutzt werden. Der Bittende fordert den Empfänger auf die Bitte in eigenen Worten zu wiederholen, um sicher zu gehen, dass der Wunsch verstan-den wurde.

Das Erfüllen einer Bitte muss auf Freiwilligkeit beruhen. Sollte dies nicht der Fall sein, handelt es sich um eine Aufforderung, die als Bitte getarnt wurde (vgl. ebd., S. 105f.).

9   Merkmale guten Unterrichts

Ziel dieser Unterrichtseinheit ist neben der Vermittlung von Wissen und Kompetenzen, das Interesse der Weiterbildungsteilnehmer über die Unterrichtseinheit hinaus zu we-cken, denn Konflikte finden nicht nur im Kontext des Tätigkeitfeldes ‚Intensivpflege' statt, sondern auch im Alltag eines jeden Menschen. Konflikte sind allgegenwärtig: zwischen Freunden, Lebenspartnern, Eltern und deren Kindern – streng genommen in jeder menschlichen Auseinandersetzung und Kommunikation. Konflikte sind omnipräsent und die Optimierung von Konfliktbewältigungsstrategien hat u. U. erheblichen Einfluss auf die persönliche Lebensqualität. Diese Tatsache soll das Interesse der Teilnehmer wecken und deren Motivation steigern. Ein weiterer Faktor zur Steigerung des Interesses, ist die Gestaltung einer interessanten, spannenden und abwechslungsreichen Wissensvermittlung – eines guten Unterrichtes. Hierfür ist eine ausführliche Vorbereitung, strukturierte Planung und sinnvolle Konstruktion der Lerneinheit essenziell. In den folgenden Kapiteln wird beschrieben, welche theoretischen Grundsätze für die Gestaltung eines guten Unterrichtes notwendig sind. Dafür definierte der Pädagoge Hilbert Meyer auf Grundlage mehrerer anerkannter empirischen Studien die *Zehn Merkmale guten Unterrichts*, welche im Folgenden beschrieben werden.

9.1   Klare Strukturierung

Eine klare und nachvollziehbare Unterrichtsstruktur ist gegeben, wenn das Unterrichtsmanagement funktioniert und Dozenten wie Teilnehmer gleichermaßen den ‚roten Faden‘ der Unterrichtseinheit erkennen können. Als ‚roten Faden‘ einer Unterrichtseinheit bezeichnet Meyer die didaktische Linienführung des Unterrichtes (vgl. Meyer 2016, S. 26). Eine klare Unterrichtsstruktur beinhaltet mehrere Merkmale, dazu zählen an erster Stelle die Prozess-, Ziel und Inhaltsklarheit für alle Beteiligten, die der Dozent mit den Intensivpflegefachkräften zu Beginn der Unterrichtseinheit abspricht.

Außerdem zeichnet sich gute Unterrichtsstruktur durch eine Rollenklarheit aus, aus der nicht nur ersichtlich ist wer Lehrender und Lernender ist, sondern z. B. auch die Rollen in einer Gruppenarbeit (Sprecher, Protokollant etc.). Die Absprache von Regeln, Ritualen und Freiräumen führen ebenfalls zu einer für alle Seiten nachvollziehbaren Unterrichtsstruktur (vgl. ebd., S. 17). Daher wird der Dozent mit den Teilnehmern u. A. den zeitlichen Ablauf, die Pausenzeiten und die Anrede – *Duzen* oder *Siezen* – abstimmen.

9.2   Hoher Anteil echter Lernzeit

Echte Lernzeit meint nicht die Anwesenheit im Unterricht, sondern die Zeit, in der Schüler bzw. Teilnehmer aktiv lernen (vgl. Weinert 1998, S. 7f.). Um echte Lernzeit zu gewährleisten sind mehrere Faktoren entscheiden. Echte Lernzeit erhöht sich beispielsweise schon durch den pünktlichen Beginn des Unterrichtes, der maßgeblich vom Dozenten abhängt (vgl. Meyer 2016, S. 45). Außerdem ist es ratsam den Unterricht nicht zu überfrachten und das Lerntempo hochzuhalten. Ein unangemessenes Lerntempo führt zu Missverständnissen, diese u. U. wieder zu Rückfragen, welche schlussendlich mehr Zeit kosten als ein angemessenes Lern- bzw. Lehrtempo. Letztendlich kann auch ein gutes Pausenmanagement die effektive bzw. echte Lernzeit erhöhen (vgl. ebd., S. 43ff.). Die hier beschriebene Unterrichtseinheit folgt den üblichen zeitlichen Absprachen, die an der

DGGP praktiziert werden. Der Dozent wird mit den Teilnehmern Pausenzeit absprechen und versuchen durch stetige gemeinsame Reflexion das Lerntempo angemessen zu gestalten.

9.3   Lernförderliches Klima

Lernförderliche Unterrichtsatmosphäre äußert sich durch gegenseitigen Respekt aller Beteiligten sowie verlässlichen Regeln, die von allen akzeptiert und eingehalten werden. Des Weiteren ist eine gemeinsame, gelebte Verantwortung aller Beteiligten eine wichtige Voraussetzung für ein lernförderliches Klima. Die Lernatmosphäre ist gefährdet, wenn die Lehrperson bzw. der Dozent in den Verdacht gerät seine Kompetenzen (Macht) zu missbrauchen, daher ist eine gerechte Beurteilung, Benotung und Behandlung der Schüler bzw. Teilnehmer notwendig. Zudem ist die gegenseitige Achtsamkeit unter allen Beteiligten ein wichtiger Faktor für ein lernförderliches Klima (vgl. Meyer 2016, S. 47ff.). Verlässliche empirische Studien zeigen, dass ein positives Unterrichtsklima, Teilnehmer motiviert dem Unterricht zu folgen und Unterrichtsstörungen minimiert (vgl. ebd., S. 51). Die Unterrichteinheit des Intensivpflegepersonals wird ‚auf Augenhöhe‘ arrangiert, dafür ist ein respektvoller und wertschätzender Umgang notwendig. Der Unterricht beginnt mit einem offenen und warmherzigen Einstieg: Die Teilnehmer stellen sich persönlich vor und dürfen ihre Erwartungen und Vorerfahrungen zum Thema Konfliktmanagement benennen. Durch diesen offenen Unterrichtseinstieg werden die Bedürfnisse der Teilnehmer ernst genommen und respektiert. Außerdem wird den Teilnehmern (wie an der DGGP üblich) die persönliche Anrede mit ‚Du‘ angeboten. Grundsätzliche Regeln, Absprachen und Pausenzeiten werden, unter voller Mitbestimmung der Teilnehmer, gemeinsam abgesprochen.

9.4   Inhaltliche Klarheit

Die inhaltliche Klarheit ist gegeben, wenn die Aufgabenstellungen verständlich sind und die Ergebnissicherung verbindlich gestaltet wurde. Ergebnissicherung meint in diesem Zusammenhang, die Bearbeitung und Klärung der offenen Fragen zum Unterrichtsthema, welche spätestens zum Ende der Unterrichtseinheit ‚beantwortet‘ werden sollten (vgl. Meyer 2016, S. 55f.). Der Dozent wird zu Beginn die Begrifflichkeit *Konflikt* per Definition und Wortursprung klären und den Aufbau des Themas ähnlich gestalten wie in den bereits beschriebenen Kapiteln: Auf die Klärung der Begrifflichkeit, folgen Konfliktinhalte und -Ursachen, im Anschluss die Beschreibung der Methoden und Instrumenten wie z. B. Aktives Zuhören und Ich-Botschaften, um diese im Zusammenhang der GFK anzuwenden. Die Ergebnissicherung folgt im Anschluss an die eben genannten Inhalte bzw. Kapitel durch das Klären von Rückfragen.

9.5   Sinnstiftendes Kommunizieren

Sinnstiftende Kommunikation bedeutet, dass im Laufe einer Kommunikation ein für alle Seiten nachvollziehbarer Sinn erarbeitet wird. In Bezug auf das Unterrichtsgeschehen bzw. die Unterrichtsplanung wird sinnstiftende Kommunikation als Austausch zwischen den Teilnehmern und/oder dem Dozenten verstanden. Die Absicht und Ziel dieses Austausches ist die Optimierung von Lernprozessen unter Berücksichtigung der jeweiligen persönlichen Bedürfnisse aller Teilnehmer. Sinnstiftende Kommunikation erhöht die Motivation sich mit dem vorliegenden Thema auseinanderzusetzen maßgeblich (vgl. Meyer 2016, S. 67f.). Um sinnstiftende Kommunikation im Unterricht zu fördern, können beispielsweise gemeinsame Unterrichtsplanungsgespräche, Sinnkonferenzen, Unterricht über Unterricht oder Feedbackrunden nach den Unterrichtsphasen durchgeführt werden (vgl. ebd., S. 70f.). Für die hier beschriebene Unterrichtseinheit wird der Dozent die Teilnehmer schon zu Beginn an der Gestaltung der Unterrichtsprozesse beteiligen. Außerdem werden Rückfragen und eine gemeinsame abschließende Feedbackrunde die Unterrichtseinheit reflektieren. Methoden wie *Unterricht über Unterricht* oder eine *Sinnkonferenz* würden den Rahmen einer einmaligen Unterrichtseinheit sprengen. Diese Methoden sind für längere bzw. wiederholende Einheiten vorgesehen.

9.6   Methodenvielfalt

Eine angemessene Methodenvielfalt zeichnet sich aus durch den Reichtum der Inszenierungstechniken, die Vielfalt der Handlungsmuster, die Variationen der Verlaufsformen und ausbalancierte Grundformen (vgl. Meyer 2016, S. 74).

Der Dozent wird verschiedene Inszenierungstechniken einsetzen, die der jeweiligen Sequenz angemessen sind. Zur Einführung werden mehrere Fragen gestellt oder durch lebensnahe Beispiele provokante Konfliktsituationen beschrieben. Darüber hinaus sollte die Stimmlage variieren (nicht monoton und einschläfernd wirken) und Beispiele und Erklärungen durch lebhafte Mimik und Gestik untermalt werden.

Handlungsformen oder Aktionsformen beschreiben die Art wie der Unterricht gestaltet wird. Dazu zählen z. B. der Lehrervortrag, das Schülerreferat, das Unterrichtsgespräch oder das Experiment. Abwechselnde Aktionsformen regen unterschiedliche Lerntypen an und halten Unterricht lebendig.

Handlungsmuster sollten nicht mit Sozialformen (Frontalunterricht, Gruppenarbeit, Einzelarbeit usw.) verwechselt werden (vgl. Meyer 2018, S. 42ff.). Der hier dargestellte Unterricht wird so gestaltet, dass die Handlungsmuster variieren. Der Einstieg beginnt mit einem Lehrervortrag, wechselt zu einem Unterrichtsgespräch und zum Abschluss werden die Teilnehmer zum Referieren bzw. Präsentieren angeregt.

Die Grundform des Unterrichts – dazu zählen Lehrgänge, Freiarbeit, Projektarbeit o. Ä. – lässt sich für eine einmalige Unterrichtseinheit nur bedingt ausbalancieren. Die Verlaufsformen werden nach Rücksprache mit den Teilnehmern abwechslungsreich gestaltet. Der Einstieg wird als Lehrer- bzw. Unterrichtsgespräch geplant, die Erarbeitungsphase findet in Gruppenarbeit und die Ergebnissicherung als Präsentation bzw. Feedbackrunde statt.

9.7   Individuelles Fördern

Individuelles Fördern ist von großer Bedeutung bei Klassenverbänden mit großen Unterschieden bzw. Voraussetzungen bezüglich der Vorbildung, kognitivem Leistungsvermögen oder sozialem Entwicklungsstand. Daher ist individuelles Fördern essenziell für inklusive Unterrichtsformen bzw. für Schüler mit sonderpädagogischem Förderbedarf. Auch an Regelschulen, wie Grundschulen sowie Schulformen der Sekundarstufe 1 ist individuelle Förderung wesentlicher Bestandteil der Lern- und Unterrichtskonzepte (vgl. Meyer 2018, S. 97ff.). Für berufliche Weiterbildungen sind individuelle Ansätze eher zu vernachlässigen, da die Teilnehmer üblicherweise volljährig und in ihrer sozialen Entwicklung sehr gefestigt sind. Außerdem bringen die Teilnehmer, der hier vorliegenden Unterrichtseinheit, die gleichen bzw. sehr ähnliche Grundvorrausetzungen und Vorbildungen (Berufsausbildungen) mit. Die Hintergründe und Vorrausetzungen der Teilnehmer werden in der noch folgenden *Bedingungsanalyse* genauer beschrieben.

9.8   Intelligentes Üben

Auf Input- bzw. Erarbeitungsphasen folgen in der Regel Übungsphasen, um das vermittelte Wissen zu festigen. Intelligentes Üben folgt dem Zweck die gelernten Inhalte zu automatisieren und die Qualität des Gelernten zu steigern. Außerdem wird durch intelligentes Üben das erworbene (theoretische) Wissen auf (lebens-)praktische Bereiche übertragen bzw. transferiert. Intelligentes Üben zeichnet sich durch die angemessene Häufigkeit und Rhythmus der Übungen aus, beinhaltet Aufgaben, die zum Lernstand passen und vermittelt den Teilnehmern *Übekompetenzen.* Darüber hinaus sind gezielte Hilfestellungen des Dozenten ein entscheidender Faktor für gelungene Übungssequenzen (vgl. Meyer 2016, S. 104ff.). Für die angehenden Intensivpfleger werden Übungen im Rahmen von kooperativen Formaten, wie Gruppenarbeiten mit anschließenden Präsentationen geplant. Die Teilnehmer dürfen die vorher vermittelten Methoden zur Konfliktbewältigung auf Situationen ihres (beruflichen) Alltags anwenden. Der Dozent wird durch gezieltes Nachfragen und Zwischenresümees der jeweiligen Gruppen Hilfestellungen geben und für inhaltliche Fragen zu Verfügung stehen, auch um dazu beizutragen, dass die Teilnehmer die Qualität ihres Wissenstandes steigern können.

9.9   Transparente Leistungserwartung

Transparente Leistungserwartungen orientieren sich an dem Leistungsvermögen der Teilnehmer und entsprechen den Richtlinien der entsprechenden Standards. Die Aufgabe des Dozenten liegt darin die Angebote verständlich zu kommunizieren und durch Leistungskontrollen Rückmeldungen zum Lernfortschritt zu geben (vgl. Meyer 2016, S. 114f.). Die Richtlinien und Standards der Fachweiterbildung Intensiv- und Anästhesiepflege sind im entsprechenden Modulhandbuch der DGGP definiert. Der Dozent wird sich an diesen Vorgaben orientieren und diese dem Leistungsvermögen der Teilnehmer anpassen.

9.10   Vorbereitete Umgebung

Eine gut vorbereitete Umgebung zeichnet sich durch eine funktionale Einrichtung aus, die mit nützlichen Lernwerkzeugen ausgestattet ist. Auf diese Weise können Dozenten und Teilnehmer die Räumlichkeiten zu ihrem Eigentum machen, Störungen reduzieren, Freiräume nutzen und konzentriert und effektiv lernen und lehren (vgl. Meyer 2016, S. 121ff.). Räumlichkeiten und andere relevante Bedingungen werden in der folgenden Bedingungsanalyse beschrieben.

10   Bedingungsanalyse

Eine sinnvolle und detaillierte Unterrichtsvorbereitung gibt besonders unerfahrenen Dozenten viel Sicherheit und ist daher von großer Bedeutung. Dies gilt vor allem für Stresssituationen oder bei unvorhersehbaren Komplikationen. Zu einer gelungenen Unterrichtsvorbereitung zählt ein klar definierter und detaillierter Unterrichtsverlaufsplan, die Auseinandersetzung und Aneignung der Unterrichtsinhalte und die Analyse wesentlicher Bedingungen. Zu diesen Bedingungen zählen u. A. Informationen über die Teilnehmer (z. B. Anzahl und Alter), Kenntnisse zu räumlichen Gegebenheiten oder die zeitlichen Rahmenbedingungen. Die Bedingungsanalyse erfasst und bewertet diese wesentlichen Einflussfaktoren und in welcher Weise diese unterstützend oder hemmend auf den Unterrichtsprozess wirken (vgl. Meyer 2018, S. 130).

10.1   Weiterbildungsteilnehmer

An erster Stelle werden die personellen Rahmenbedingungen beschrieben: Grundsätzliche personelle Informationen zu den Teilnehmern der Fachweiterbildung werden durch Einsicht der Weiterbildungsunterlagen ermittelt.

Der INA19-Kurs[3] besteht aus 13 Teilnehmern (8 weiblich, 5 männlich), alle Teilnehmer haben die Berufsausbildung zum Gesundheits- und Krankenpfleger abgeschlossen. Das Durchschnittsalter des Kurses beträgt 32,4 Jahre, der älteste Teilnehmer ist 47 Jahre, der jüngste 25 Jahre. Die Teilnehmer sind alle im Bundesland Nordrhein-Westfalen ge-meldet, die weiteste Entfernung (vom Wohnort bis zum Weiterbildungsort) beträgt 66 Ki-lometer, die kürzeste Anreise beträgt 9 Kilometer.

Für die Erstellung des Unterrichtskonzeptes ist vor allem die einheitliche Vorbildung aller Teilnehmer entscheidend. Jeder Teilnehmer muss für die Aufnahmen zur Fachweiterbil-dung eine Ausbildung als Gesundheits- und Krankenpfleger (oder eine vergleichbare Ausbildung) abgeschlossen haben. Außerdem müssen die Teilnehmer mindestens 6 Monaten Praxiserfahrung im intensivmedizinischen Bereich vorweisen können. Das Al-ter der Teilnehmer weißt – hinsichtlich Lernstand, kognitiver Aufnahmefähigkeit und So-zialkompetenz – keine drastischen Differenzen auf und ist daher für die weitere Planung weniger relevant. Die Entfernung bzw. Anfahrtswege zum Weiterbildungsort kann für die Absprache von Pausenzeiten oder dem zeitlichen Ende der Unterrichtseinheit relevant sein. Womöglich verzichten die Teilnehmer auf längere Pausen und möchten stattdes-sen den Unterricht früher beenden, um den Hauptverkehrszeiten ausweichen zu können. Allerdings sind u. U. gewisse Pausenzeiten zum Lüften der Räumlichkeiten aufgrund der akuten Covid19-Pandemie unausweichlich. Diese Umstände werden auch im Folgeka-pitel beschrieben.

Eine sehr relevante Information für die Vorbereitung der Unterrichtseinheit ist die Teil-nehmerzahl des INA19-Kurses. Die relativ geringe Anzahl von 13 Teilnehmern eignet sich gut für Plenumsunterricht oder kooperative Unterrichtsformate, wie dem Arbeiten in Kleingruppen. Da für intensive Kleingruppenarbeit nicht mehr als 4 Teilnehmer eine Gruppe bilden sollten, bieten sich nur 2 sinnvolle Varianten zur Gruppenbildung an: Die Aufteilungen von 3 Gruppen a' 4 Teilnehmern (wenn ein Teilnehmer nicht anwesend sein sollte) oder 4 Gruppen a' 3 Teilnehmer, wobei eine Gruppe aus 4 Personen beste-hen würde. Diese Vorkenntnisse sind wertvoll bei der konkreten Ausarbeitung des Un-terrichtsverlaufsplans, insbesondere der Zeitplanung (vgl. Brüning, Saum 2009, S. 133).

10.2   Räumlichkeiten

Grundsätzlich sollten sich Lehrer oder Dozenten mit den räumlichen Bedingungen aus-einandersetzen, was vor allem für ‚fremde' Dozenten von enormer Wichtigkeit ist.

---

[3] Fachweiterbildungskurs *Intensiv- und Anästhesiepflege* Start 2019

Der Dozent der hier vorliegenden Unterrichtseinheit ist über die räumlichen und personellen Bedingungen der DGGP sehr gut informiert, da er seit November 2019 als Mitarbeiter des Instituts beschäftigt ist und seit 2016 die Räumlichkeiten als Student der Steinbeis Hochschule nutzt. Die räumlichen Bedingungen für die Unterrichtsplanung müssen
daher nicht detailliert analysiert werden.

10.3   Sachanalyse

Materialien bzw. Unterrichtsgegenstände und deren Inhalte werden im Rahmen der
Sachanalyse reflektiert und anschließend auf den Planungsprozess angewendet (vgl.
Brüning, Saum 2009, S. 98). Die Unterrichtsinhalte müssen auf die Lernziele ausgerich-
tet und didaktisch sinnvoll sein (vgl. ebd., S. 131).

Die Unterrichtsinhalte wurden bereits sehr ausführlich in den Kapiteln 5-8 thematisiert
und mit den entsprechenden Lernzielen abgeglichen. Im Anschluss an die erste Durchführung dieser Unterrichtseinheit werden die Inhalte mit den Ergebnissen des Feed-
backs der Teilnehmer reflektiert. Für folgende Unterrichtseinheiten werden die Ergeb-
nisse der Reflexion genutzt um die Unterrichtsinhalte, den Ablauf, Methoden usw.
anzupassen oder zu ergänzen.

10.4   Medien und Materialien

Durch einen reichhaltigen und adäquaten Einsatz von Medien und Materialen kann jede
Form des Unterrichts abwechslungsreich und interessant gestaltet werden, nichtsdes-
totrotz ist „das wichtigste Medium des Lehrers […] sein eigener Körper!" (Meyer 1993,
S. 36f.). Denn eine ansprechende Körpersprache und Rhetorik des Lehrenden motiviert
Schüler, Studenten oder Weiterbildungsteilnehmer. Somit lassen sich die Lernenden für
Themen begeistern und die Unterrichtsinhalte können leicht verständlich vermittelt wer-
den. Eine kontinuierliche Reflexion und Optimierung dieser Kompetenzen gewähren die
Weiterentwicklung eines erfolgreichen Unterrichtskonzeptes.

Andere Medien und Materialien müssen auf die entsprechende Zielgruppe und Unter-
richtssequenzen zugeschnitten werden, um als Vermittler der Unterrichtsinhalte fungie-
ren zu können, dabei ist weniger oft mehr: Ein mit Medien und Materialien überfrachteter
Unterricht wirkt u. U. unstrukturiert und irritiert die Lernenden. Vor allem Berufsanfänger
neigen dazu ihre ersten Unterrichte mit zu vielen Medien und Materialien zu überfrachten
(vgl. Meyer 2018, S. 130).

Die Unterrichtssequenz *Konfliktmanagement der Fachweiterbildung für Intensiv- und Anästhesiepflege* wird mithilfe einer durchgängigen Power-Point-Präsentation begleitet,
strukturiert und durch Materialien wie Arbeitsblätter, Flipchart-Bögen, Videos und Grup-

penarbeiten ergänzt. Auch wenn der Power-Point-Präsentation eine zentrale Rolle zu-kommt und diese wie ein Wegweiser fortlaufend durch die Inhalte führt, werden die meisten Inhalte durch Unterrichtsgespräche, Praxisbeispiele oder mit anderen Materialien unterstützt. Die Materialien insbesondere die Power-Point-Präsentation werden vor der finalen Ausarbeitung mit den Kursleitern der Fachweiterbildung abgesprochen und auf Verständlichkeit und Richtigkeit überprüft. Wie und zu welchem Zeitpunkt die Materialien und Inhalte eingesetzt werden wird genauer im folgenden Unterichtsverlaufsplan skizziert.

11   Unterrichtsverlaufsplan

Im vorliegenden Unterrichtsverlaufsplan wird der Unterrichtsablauf skizziert. Ziel der Verlaufsplanung ist die schriftliche Fixierung einzelner Unterrichtschritte zwecks Sicherung, Kontrolle und Reflexion der einzelnen Schritte bzw. der gesamten Unterrichtsplanung. Die Verlaufsplanung beinhaltet die grundlegenden Bausteine der angewendeten Didaktik und Methodik und gilt als entscheidendes Hilfsmittel für Dozenten – insbesondere für unerfahrene Lehrende (vgl. Meyer 2018, S. 35). „Die Ausformulierung des geplanten Stundenverlaufs ist der naheliegende Start- und […] Schwerpunkt der Unterrichtsvorbereitung von Berufsanfängern […] (ebd.). Für [Berufsanfänger] ist der geplante Stundenverlauf […] eine Überlebenshilfe: der rote Faden, mit dem man sich durch das Labyrinth der Stunde hindurchzufädeln versucht" (ebd., S. 36). Da der Dozent der vorliegenden Unterrichtseinheit nur wenige Erfahrungen im Unterrichten sammeln konnte, genießt die Verlaufsplanung einen hohen Stellenwert.

Im Zentrum der Verlaufsplanung steht die Festlegung der Unterrichtsschritte, womit die Tätigkeiten der Unterrichtsteilnehmer in den jeweiligen Lehr- bzw. Lernprozessen gemeint ist. Diese Schritte werden grob in Unterrichtsphasen (Eröffnung, Erarbeitung, Vertiefung, etc.) unterteilt (vgl. Meyer 2018, S. 33f.). Bei der Verschriftlichung des Unterrichtsverlaufsplans werden die einzelnen Unterrichtsschritte in einer Tabelle – wie in einem Stundenplan – zeitlich geclustert und mit weiteren Informationen zur Wahl der Methoden und/oder Medien ergänzt, wie dies im ausformulierten Unterichtsverlaufsplan der hier beschrieben Unterrichtseinheit umgesetzt wurde (vgl. Anhang 1).

12   Fazit

Die Recherchen und Planungen einer relativ kurzen Unterrichtseinheit (4x 45 Minuten bzw. 3 Zeitstunden) zum Thema Konfliktmanagement für Intensiv- und Anästhesiepfleger ist sehr umfassend und zeitaufwendig. Die besondere Herausforderung liegt darin die umfangreichen und tiefgreifenden theoretischen Hintergründe zu psychischen Vorgehensweisen der zwischenmenschlichen Kommunikation im Rahmen von alltäglichen oder sogar berufsbezogenen Konflikten in Kürze für Laien aufzubereiten.

Ein Ziel der hier vorliegenden Unterrichtseinheit ist es, den Unterricht nicht mit theoretischen Hintergründen zu überfrachten. Nichtsdestotrotz müssen die relevantesten theoretischen Hintergründe vermittelt und besprochen werden, auch um die Methoden des Konfliktmanagements nachvollziehen und in der Praxis umsetzen zu können. Eine reine Beschreibung und Übung der Methoden des Konfliktmanagements (z. B. durch Rollenspiele) – wie diese beispielsweise in Workshops der gewaltfreien Kommunikation durchgeführt werden – scheint für das vorliegende Unterrichtskonzept wenig zielführend. Deshalb werden die hier vermittelten theoretischen Hintergründe vorweg im Ansatz erläutert und verständlich aufbereitet, wodurch sich der Dozent einen höheren Lerneffekt verspricht.

Die vorliegende Unterrichtseinheit wurde ursprünglich als Präsenzveranstaltung geplant und wird voraussichtlich nach dem Ende der Corona-Pandemie auch als solche durchgeführt. Die erste Durchführung wird jedoch im Winter 2020 im Rahmen eines Online-Seminars stattfinden. Unter diesen besonderen Umständen wird der Dozent die Inhalte anpassen und ggf. inhaltlich reduzieren müssen. Dafür wurde eine alternative Unterrichtsverlaufsplanung erstellt, auf die spontan zurückgegriffen werden kann.

Literaturverzeichnis

Altmann, Tobias. (2014): Empathie. In: Wirtz, Markus A. (Hg.): Dorsch – Lexikon der Psychologie 18. Auflage. Bern: Hogrefe Verlag, S. 447-449.

Bartoszek, Gabriele/ Birkner, Konstanze/ Dinter, Irmela/ Herzog, Susanne/ Otzen, Ina/ Pinkert, Christiane/ Seuser, Brigitte/ de Silva, Nadhira/ Strunk, Strunk (2004): Arbeitsgruppe Intensivpflege/Critical Care Nursing am Institut für Pflegewissenschaft der Universität Witten /Herdecke. In: Abt-Zegelin, Angelika (Hg.): Fokus: Intensivpflege. Pflegewissenschaftliche Erkenntnisse zu Critical Care Nursing. Hannover: Schlütersche Verlagsgesellschaft, S. 275-303

Berkel, Karl (2017): Konflikttraining. Konflikte verstehen, analysieren, bewältigen. 13., überarbeitete und erweiterte Auflage. Hamburg: Windmühle Verlag

Boehm, Bernhard O. (2019): Morbidität und Letalität in der Anästhesiologie. Patientensicherheit als Kernkompetenz des Anästhesisten. Internet: https://www.ai-online.info/images/ai-ausgabe/2019/10-2019/AI_10-2019_CME_Boehm.pdf   (Stand: 01.10.2019) (Abruf: 30.08.2020)

Brüning, Ludger/ Saum, Tobias (2009): Erfolgreich unterrichten durch Kooperatives Lernen. Strategien zur Schüleraktivierung. 5., überarbeitete Auflage. Essen: NDS Verlag

Crisand, Ekkehard (2010): Methodik der Konfliktlösung. 4. Auflage. Hamburg: Windmühle Verlag

DGGP (2020a): Deutsche Gesellschaft für Gesundheits- und Pflegewissenschaft. Weiterbildung · Beratung · Forschung. Internet: https://dggp-online.de (Stand: k. A.) (Abruf: 30.08.2020)

DGGP (2020b): Deutsche Gesellschaft für Gesundheits- und Pflegewissenschaft. Fachweiterbildung Intensiv- und Anästhesiepflege. https://dggp-online.de/weiterbildungen/pflege/intensivpflege-und-anaesthesie (Stand: k. A.) (Abruf: 30.08.2020)

Engelkamp, Johannes (1980): Affektive Bewertungen im Dialog. In: Schröder, Peter/ Steger, Hugo (Hg.): Dialogforschung. Jahrbuch des Instituts für Deutsche Sprache Düsseldorf: Schwann Verlag

Fehlau, Eberhard G. (2019): Konflikte erfolgreich managen. 3. Auflage. Freiburg: Haufe-Lexware Verlag

Glasl, Friedrich (2013): Konfliktmanagement. Ein Handbuch für Führungskräfte, Beraterin und Berater. 11., aktualisierte Auflage. Stuttgart: Haupt Verlag, Verlag Freise Geistesleben

Gorden, Thomas/ Edwards, W. Sterling (1997): Patientenkonferenz. Ärzte und Kranke als Partner. Hamburg: Hoffmann und Campe Verlag

Kliebisch, Udo W./ Meloefski, Roland (2009): Lehrer Sein. Erfolgreich handeln in der Praxis. Band 1. Grundlagen der Pädagogik und Didaktik. Kompetenzen. Unterrichtsentwurf, 4., überarbeitete und erweiterte Auflage. Baltmannsweiler: Schneider Verlag Hohengehren GmbH

Larsen, Reinhard (1994): Anästhesie und Intensivmedizin: für Schwestern und Pfleger. 4., vollkommen überarbeitete und erweiterte Auflage. Berlin: Springer Verlag

Liu, L. Philip (1996): Grundlagen der Anästhesiologie. Aus dem Amerikanischen übersetzt von W. Fischer. Stuttgart: Gustav Fischer Verlag

Loffing, Christian/ Loffing, Dina (2014): Konfliktgespräche in der Pflege. So meistern Sie schwierige Situationen in der Praxis. Hannover: Schlütersche Verlagsgesellschaft

Meyer, Hilbert (2016): Was ist guter Unterricht. Alle Schulformen. 11. Auflage. Berlin: Cornelsen Verlag

Meyer, Hilbert (2018): Leitfaden Unterrichtsvorbereitung. Alle Schulformen. 9. Auflage. Berlin: Cornelsen Verlag

Rogers, Carl R. (2015): Der neue Mensch. 11. Auflage. Stuttgart: Klett-Cotta-Verlag

Rosenberg, Marschall B. (2013): Gewaltfreie Kommunikation. Eine Sprache des Lebens. 11. Auflage. Paderborn: Junfermann Verlag

Tietze, Kim-Oliver (2003): Kollegiale Beratung. Problemlösungen gemeinsam entwickeln. Hamburg: Rowohlt Taschenbuch Verlag

Weinert, Franz E. (1998): Guter Unterricht ist ein Unterricht, in dem mehr gelernt als gelehrt wird. In: Freund, Josef/ Gruber, Heinz/ Weidinger, Walter (Hg.): Guter Unterricht – Was ist das? Aspekte von Unterrichtsqualität. Wien: ÖBV Pädagogischer Verlag

Anhang 1

Unterrichtsverlaufsplanung

Unterrichtsverlaufsplan – *Konfliktmanagement*
Fachweiterbildung Intensiv- und Anästhesiepflege an der DGGP mbH

Zeiten	Phasen	Unterrichtsschritte	Methoden	Medien
13:00 – 13:05	Eröffnung	Ablauf	Lehrervortrag	Power-Point
13:05 – 13:15	Eröffnung	Vorstellung des Dozenten und der Teilnehmer	Unterrichtsgespräch	Flipchart, Power-Point
13:15 – 13:20	Erarbeitung	Definitionsklärung: Konflikt	Lehrervortrag	Power-Point
13:20 – 13:30	Erarbeitung	Konfliktarten	Lehrervortrag	Power-Point
13:30 – 13:40	Erarbeitung	Konfliktinhalte	Lehrervortrag	Power-Point
13:40 – 13:50	Pause	Pause	Pause	Pause
13:50 – 14:00	Erarbeitung	Gesprächsführung nach Carl Rogers	Lehrervortrag, Unterrichtsgespräch	Power-Point
14:00 – 14:10	Erarbeitung	Methoden des Konfliktmanagement	Lehrervortrag, Unterrichtsgespräch	Power-Point
14:10 – 14:15	Arbeitsauftrag	Erläuterung der Gruppenarbeit	Unterrichtsgespräch	Arbeitsblätter „Methoden des Konfliktmanagements"
14:15 – 15:00	Vertiefung	Teilnehmer transferieren Erlerntes auf Beispiele aus der Praxis	Gruppenarbeit	Handouts, Arbeitsblätter usw.
15:00 – 15:45	Vertiefung	Präsentation der Gruppenarbeit	Unterrichtsgespräch, Diskussion	Power Point, Rollenspiel, Metaplan, Flipchart usw.
15:45 – 16:00	Feedback & Verabschiedung	Feedbackrunde der Teilnehmer	Unterrichtsgespräch	Flipchart, Power Point

Quelle: (Eigene Darstellung in Anlehnung an die Unterrichtsverlaufsplanung nach Hilbert Meyer)
Meyer, Hilbert (2018): Leitfaden Unterrichtsvorbereitung, Alle Schulformen. 9. Auflage. Berlin: Cornelsen Verlag

BEI GRIN MACHT SICH IHR WISSEN BEZAHLT

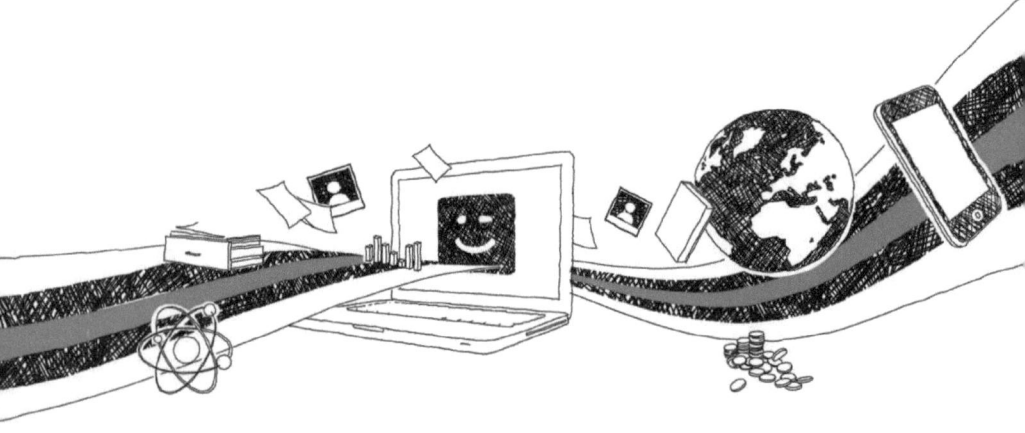

- Wir veröffentlichen Ihre Hausarbeit, Bachelor- und Masterarbeit

- Ihr eigenes eBook und Buch - weltweit in allen wichtigen Shops

- Verdienen Sie an jedem Verkauf

Jetzt bei www.GRIN.com hochladen und kostenlos publizieren

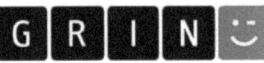